BEI GRIN MACHT SICH IHR WISSEN BEZAHLT

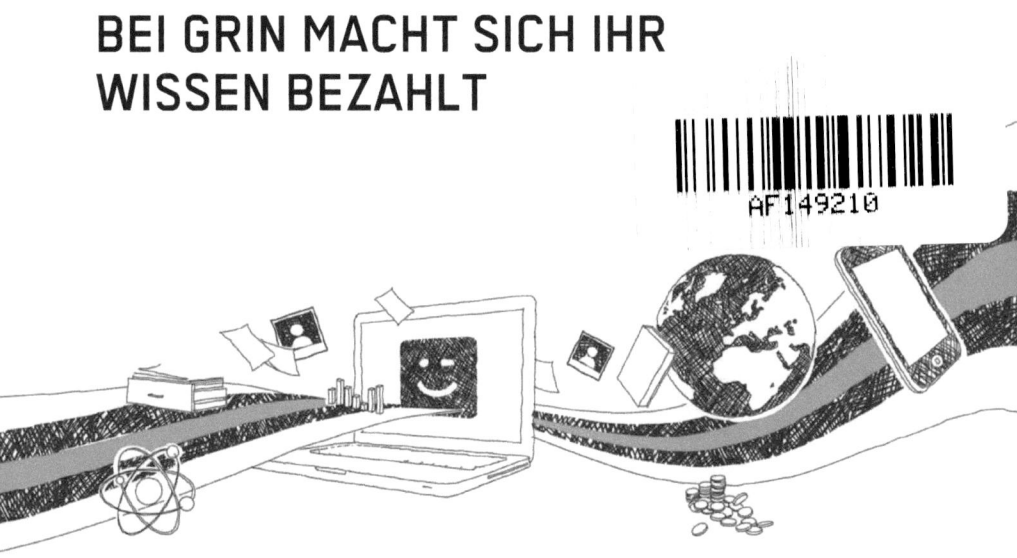
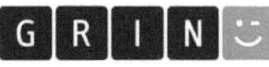

Bibliografische Information der Deutschen Nationalbibliothek:

Die Deutsche Bibliothek verzeichnet diese Publikation in der Deutschen National-
bibliografie; detaillierte bibliografische Daten sind im Internet über http://dnb.d-
nb.de/ abrufbar.

Impressum:

Copyright © 2004 GRIN Verlag, Open Publishing GmbH
Druck und Bindung: Books on Demand GmbH, Norderstedt Germany
ISBN: 978-3-640-11566-2

Dieses Buch bei GRIN:

http://www.grin.com/de/e-book/109032/das-integrationskonzept-und-das-segrega-
tionskonzept-in-der-stationaeren

Astrid Zwanzig

Das Integrationskonzept und das Segregationskonzept in der stationären Betreuung Demenzkranker im Vergleich

GRIN Verlag

GRIN - Your knowledge has value

Der GRIN Verlag publiziert seit 1998 wissenschaftliche Arbeiten von Studenten, Hochschullehrern und anderen Akademikern als eBook und gedrucktes Buch. Die Verlagswebsite www.grin.com ist die ideale Plattform zur Veröffentlichung von Hausarbeiten, Abschlussarbeiten, wissenschaftlichen Aufsätzen, Dissertationen und Fachbüchern.

Besuchen Sie uns im Internet:

http://www.grin.com/

http://www.facebook.com/grincom

http://www.twitter.com/grin_com

Hausarbeit zum Thema

Das Integrationskonzept und das Segregationskonzept

in der stationären Betreuung Demenzkrankter im Vergleich

Name: Astrid Zwanzig

Kursbezeichnung: GPF3

Fach: Grundlagen der Gerontopsychiatrie

Gliederung   Seite

Das Integrationskonzept und das Segregationskonzept in der stationären Betreuung Demenzkranker im Vergleich

1.Einleitung

Demenzielle Erkrankungen sind die häufigste Ursache für Pflegebedürftigkeit. In Deutschland leiden ca.10-12% der über 64-jährigen an einer Demenz, wobei die Häufigkeit mit zunehmendem Alter ansteigt. Nach Schätzungen der Wissenschaft wird sich die Zahl der Betroffenen von derzeit rund eine Millionen bis zum Jahr 2010 auf voraussichtlich 1,7 Millionen erhöhen. Von den Seniorinnen und Senioren die in Heimen leben, sind bereits ungefähr die Hälfte betroffen – mit steigender Tendenz.

Eine Demenz führt zu Störungen und Verlusten wichtiger Gedächtnisfunktionen, in deren Folge das Zusammenleben mit anderen Menschen immer schwieriger wird. Die Versorgung in einer stationären Einrichtung gerät spätestens dann ins Blickfeld, wenn die Belastungsgrenze der pflegenden Angehörigen erreicht oder überschritten ist.

Das Leiden der betroffenen Kranken und der Menschen, die mit ihnen leben und arbeiten, stellt eine Anforderung dar, der bisher zu wenig nachgegangen wurde.

Die enorme Zunahme der Zahl von Menschen mit Demenz und die ungenügenden Voraussetzungen in der bisherigen stationären Versorgung, machen das Beschreiten neuer Wege in der Begleitung von Menschen mit Demenz erforderlich.

Da in dem Pflegeheim in dem ich arbeite derzeit noch kein spezielles Konzept zum Umgang mit Demenzkranken existiert, möchte ich mit dieser Hausarbeit den eigenen Umgang mit Demenzkranken hinterfragen und einen Beitrag leisten, eine bessere Betreuung für Demenzkranke, die ihre spezifische Situation und Bedürfnislage berücksichtigt, in meinem Arbeitsbereich zu realisieren.

Um eine befriedigende und erfolgsversprechende Versorgung von Demenzkranken im stationären Bereich umzusetzen, ist grundsätzlich die Frage zu klären, ob die Versorgung der Bewohner integrativ, d.h. gemischt mit nicht dementiell erkrankten Bewohnern erfolgen soll oder ob ein segregatives Modell sinnvoller ist.

2. Beschreibung des eigenen Wohnbereichs

Ich arbeite derzeit in der stationären Betreuung von Senioren in einem Wohnbereich mit 38 Bewohnern, der von der Bewohnerstruktur heterogen zusammengestellt ist, d.h. nichtdemente pflegebedürftige Bewohner sind mit teils mobilen und verhaltenauffälligen dementen Bewohnern in einem Wohnbereich untergebracht . Ein spezielles Betreuungsangebot für Demente existiert zur Zeit nur in Form einer Dementengruppe, die einmal wöchentlich für eine Stunde auf einem anderen Wohnbereich besucht werden kann. Der Anteil der dementen Bewohner liegt bei ca. 50% gegenüber dem Anteil der nichtdementen Bewohner, wobei die Gruppe der dementen Bewohner alle drei Schweregrade umfasst.

Hierbei kommt es täglich zu Konflikten zwischen den unterschiedlichen Bewohnergruppen auf dem Wohnbereich, die sowohl für die Bewohner als auch für das Personal eine erheblich Belastung darstellt.

2.1 Die Probleme der nichtdementen Bewohner

Die nichtdementen Bewohner/innen, die in Ruhe ihren Lebensabend verbringen wollen, fühlen sich durch ihre dementen Mitbewohner/Innen, die beispielsweise einfach in ihre Zimmer gehen und dort ihre Toilette benutzen, durch ständiges Rufen sowie durch verbale und teilweise auch körperliche Aggression gestört und bedroht. Besonders das ständige Rufen stellt die Tolleranzgrenze der Nichtdenenten auf eine harte Probe. Äußerungen wie, "ich bekomme noch mal einen Nervenzusammenbuch" und „die gehören alle weggesperrt" sind alltäglich.

Einige fühlen sich in ihrem Schamgefühl verletzt, wenn sich ein/e dementer Bewohner/In am Tisch entkleidet oder nackt über den Etagenflur läuft. Bei manchem psychisch gesundem Bewohner ruft der Anblick von schwerdementen Bewohnern auch die Angst hervor, ob er selbst mal so enden wird .Drei nichtdemente Bewohnerinnen gaben an, ihr Zimmer nicht mehr verlassen zu wollen, weil da draußen ja nur „Verrückte" seien, mit denen sie sich sowieso nicht unterhalten könnten .Für die Nichtdementen, die die Rolle einer Vorbildfunktion haben und sich teilweise auch für demente Bewohner/Innen verantwortlich fühlen, kommt es zu Überlastungssituationen. Sie reagieren genervt und hilflos, wenn eine demente Bewohnerinn nicht das tut was man ihr doch schon hundert Mal gesagt hat.

2.2 Die Probleme der dementen Bewohner

Die Demenzkranken stoßen seitens der orientierten Mitbewohner häufig auf Ablehnung und sind verbalen und gelegentlich auch körperlichen Anfeindungen ausgesetzt. Das Zusammenleben von geistig unbeeinträchtigten und von dementen Heimbewohnerinnen und Heimbewohnern geht auf Kosten der Dementen; ihnen wird von den Nichtdementen immer wieder gezeigt, dass sie sich falsch benehmen und eine Belastung sind. Die permanente Konfrontation mit den eigenen Defiziten verstärkt die Angst und Unsicherheit der Dementen. Dies wird von den Dementen durch störende Verhaltensweisen wie beispielsweise ständiges Rufen, weglaufen, Aggressionen und motorische Unruhe kompensiert. Auf Druck des Pflegepersonals werden dann häufig von den behandelnden Ärzten Psychopharmaka verordnet, um die Dementen Bewohnerinnen und Bewohner ruhig zu stellen. Durch die Einnahme von sedierenden Psychopharmaka kommt es dann bei den verhaltensauffälligen mobilen Dementen vermehrt zu Stürzen. Oder betroffene Bewohner werden fixiert, wodurch ihnen eine wichtige Ressource und ihre Selbstbestimmung genommen wird.

Um die Problematik der Demenzkranken besser zu verstehen, ist eine intensive Beschäftigung mit dem Krankheitsbild der Demenz und ihren Auswirkungen erforderlich. Deshalb möchte ich an dieser Stelle kurz auf die wichtigsten Aspekte der Symptomatik von Demenzerkrankten eingehen.

2.2.1 Symptomatik der Demenz

Demenzielle Erkrankungen sind zum einen gekennzeichnet durch Hirnleistungsstörungen im kognitiven Bereich. Die Betroffenen leiden unter Gedächtnisstörungen, Verlust des Kurzzeitgedächtnisses, Störungen der Merkfähigkeit, Verlangsamung des Denkens, Orientierungsstörungen, Konzentrationsschwäche, Erkennungsstörungen (Agnosie), Sprachstörungen (Aphasie), Handlungsstörungen (Apraxie), Vergessen von Bewegungsabläufen (Ataxie), Lese- und Rechenstörungen(Alexie, Akalkulie), Verlust des Abstraktionsvermögens bis hin zum Verlust ihrer Identität. Das Bewusstsein und das emotionale Erleben sind dabei nicht beeinträchtigt.

Zum andern sind dementielle Erkrankungen durch Verhaltensstörungen im nichtkognitiven Bereich gekennzeichnet. Als Strategie zur Bewältigung der kognitiven Symptome können Verhaltensauffälligkeiten wie anhaltende Unruhe, wo die Betroffenen beispielsweise ständig ruhelos umherlaufen oder schreien, Selbst- und Fremdgefährdung wie Schlagen, Weglauftendenz, Betreten fremder Zimmer, Verteilen von Fäkalien, oder psychiatrische Symptome wie Depression, Verfolgungswahn, Halluzinationen oder Distanzlosigkeit auftreten.

Demenzerkrankungen werden in drei Stadien eingeteilt, in leichte, mittlere und schwere Demenz. Je nachdem in welchem Stadium sich die oder der Erkrankte befindet, ist die oben dargestellte Symptomatik unterschiedlich ausgeprägt.

Das Erreicht Stadium der Demenz lässt sich anhand des Testverfahrens Mini-Mental-Status (MMST) erfassen. Die leichte Demenz, bei der eine Punktzahl von 26-18 Punkten erreicht wird, zeichnet sich durch Symptome wie Vergesslichkeit, erschwertes Denken, gestörtes räumliches Vorstellungsvermögen, Sprachstörung und ein Antriebsdefizit aus. Im Umgang mit dem betroffenen Menschen, kommt es durch Krankheitsverleugnung, Missverständnisse, Konflikte und einer abnehmenden Fähigkeit zur Selbstversorgung, zu Problemen.

Bei der mittelschweren Demenz wird ein Richtwert von 10-18 Punkten erzielt. Desorientiertheit, hochgradige Vergesslichkeit, Sprachzerfall und Handlungsunfähigkeit treten in diesem Stadium hervor. Das Verhalten ist von Unruhe, Aggressivität, Weglauftendenz, Leben in der Vergangenheit und Hilflosigkeit geprägt.

Bei der schweren Demenz ist der Richwert im Mini-Memtal-Status unter 10. Die/der Erkrankte ist gekennzeichnet durch schwersten geistigen Abbau und körperliche Störungen wie Inkontinenz, Schluckstörungen, Gehstörungen sowie auch durch Dekubitus bei Bettlägerigkeit.

Die Vielzahl der Beeinträchtigungen macht vor allem im fortgeschrittenen Stadium der Erkrankung das Zusammenleben mit anderen Menschen immer schwieriger. An Demenz Erkrankte fühlen sich in Konfliktsituationen mit Nichtdememten nicht verstanden, da sie aufgrund ihrer kognitiven Defizite sich nicht als Konfliktursache betrachten und für eine Konfliktlösungsstrategie nicht erreichbar sind. Als Folge von negativen Reaktionen der Umgebung können Verhaltensstörungen wie beispielsweise Aggression oder Weglauftendenzen entstehen bzw. sich verstärken, die Demenzkranken fühlen sich nicht zu Hause und unsicher.

Demenzkranke mit mittleren bis schweren Ausprägungsgraden sind nur noch sehr geringfügig in der Lage sich ihrer Umwelt anzupassen, das bedeutet, dass sich ihr Umfeld nach ihnen ausrichten muss.

2.3 Die Probleme der Mitarbeiter/innen

Das Pflegepersonal steht im Spannungsfeld zwischen den unterschiedlichen Bedürfnislagen der Bewohnergruppen und hat teilweise das Gefühl keiner Bewohnergruppe ausreichend gerecht zu werden, was zu Frustrationen und Unzufriedenheit führt. Immer wieder kommt es zu Zwischenfällen zwischen geistig unbeeinträchtigten Bewohnerinnen und Bewohnern und dementen Bewohnerinnen und Bewohnern. Die Konfliktlösungsversuche zwischen verwirrten und nichtverwirrten Bewohnerinnen/Bewohnern werden bei ohnehin knapper Besetzung als zusätzliche Arbeitsbelastung gesehen.

Da es weder ein Konzept, noch Schulungen zum Umgang mit Dementen gibt und viele Mitarbeiter keine Ausbildung im Umgang mit diesen Menschen haben , bereitet die Beziehungsgestaltung zu den dementen Bewohnerinnen/Bewohnern Probleme, die zur Überforderung führen.

Ein menschenwürdiger Umgang mit den Dementen, der die Lebensqualität der Erkrankten erhalten soll, nimmt viel Zeit in Anspruch, Zeit,   die   mit   dem derzeitigen Personalschlüssel eines „normalen" Wohnbereichs nicht   vorhanden ist. Den Mitarbeitern ist es aus Zeitmangel kaum mehr möglich, auf die einzelnen Bewohnerinnen und Bewohner ausreichend einzugehen. Es besteht die Gefahr emotionaler Erschöpfung.

2.4 Zielsetzung

Laut Gesetz steht jedem psychisch Alterskranken im Seniorenpflegeheim eine korrekte und hochwertige Pflege zu. Ein wichtiger Punkt ist hierbei die pflegerische Begleitung auf Grundlage von Pflegekonzeptionen, wobei das Betreuungsmodell ein grundlegender Baustein ist. Ziel ist es deshalb das derzeitige Konzept kritisch zu überprüfen und im Hinblick auf Demenzkranke zu ergänzen. Das Betreuungsmodell muss sowohl den Bedürfnissen der körperlich pflegebedürftigen Bewohner, als auch den Bedürfnissen der dementen Bewohnerinnen/Bewohner gerecht werden. Beide Bewohnergruppen sollen sich wohlfühlen können. Der Umgang mit Dementen sollte von Gelassenheit, Akzeptanz und positiver Wertschätzung geprägt sein und Sicherheit bieten. Oberste Priorität hat der Erhalt der Lebensqualität und der Würde der Erkrankten. Der Demenzkranke soll lernen, besser mit seinen Defiziten umzugehen, verlorene Fertigkeiten neu erlernen oder erhalten, so dass er seinen Tagesablauf so selbstständig wie möglich bewältigen kann. Die Lebenswelt der erkrankten Menschen muss an ihre veränderten Bedürfnisse angepasst werden.

3. Mögliche Alternativen

Um den Demenzkranken in der stationären Versorgung Sicherheit und Lebensqualität zu bieten wird ein differenzierte Angebot benötigt.
Im Hinblick auf die Wohnformen für dementiell Erkrankte in der stationären Altenhilfe stehen zwei Betreuungsmodelle zur Verfügung.
Zum einen die integrative Pflegewohngruppe und zum anderen die segregative Pflegewohngruppe.

3.1 Der integrative Ansatz

Bei dem integrativen Prinzip werden laut Höwler mit Hilfe einer aktivierenden Pflege und dem Konzept der Milieugestaltung psychisch Kranke gemeinsam mit psychisch gesunden, jedoch körperlich pflegebedürftigen Menschen betreut. Die Dementen, die im Seniorenpflegeheim über die verschiedenen Wohnbereiche verstreut wohnen, werden zusätzlich über eine bestimmte Zeit des Tages für mindestens fünf Tage in der Woche durchgehend über acht Stunden gemeinsam betreut.
Ziel des integrativen Wohnmodells ist die Aktivierung und Förderung der gesunden Persönlichkeitsanteile der psychisch kranken Menschen durch das Zusammenleben mit den psychisch gesunden Menschen. Dem Kranken wird in der Seniorenpflegeeinrichtung ein bleibendes „Zuhause" angeboten.
Wichtige Grundvoraussetzungen für eine bedürfnisgerechte Umsetzung dieser Betreuungsform sind u.a. ein auf Demenzkranke abgestimmtes Pflege – und Wohnkonzept, eine architektonisch übersichtliche Gestaltung des Wohnbereichs,

gerontopsychiatrisch geschultes Personal sowie ein verbesserter Personalschlüssel durch Zuschläge zu den Pflegesätzen für gerontopsychiatrische Bewohner.

3.1.1 Vor- und Nachteile des integrativen Prinzips

Ein Vorteil für diese Art der Betreuungsform ist, dass ein Umzug auf einen spezialisierten Wohnbereich für den dementiell Erkrankten entfällt. Bei Menschen mit dementiven Erkrankungen können Umzüge zu einer Verstärkung der Desorientierung bis hin zur völligen Dekompensation führen, was dem betroffenen Bewohner somit erspart bliebe.

Für die Zeit, in der die Dementen gemeinsam betreut werden, sind sie vor den Frustrationen , die ihnen nichtdemente Bewohnerinnen und Bewohner zufügen können geschützt und können speziell gefördert werden . Zudem ist ein vorteilhafter Aspekt, dass keine Stigmatisierung der psychisch Kranken durch eine Art „Ghettoisierung" stattfindet.

Für Bewohnerinnen und Bewohner mit einer leichten Demenz, die noch in der Lage sind relativ adäquat auf ihre Umwelt zu reagieren, kann der Umgang mit geistig rüstigen Bewohnerinnen und Bewohnern, die die Defizite der Dementen akzeptieren und die Dementen nicht ausgrenzen, durchaus eine fördernde Wirkung haben und den Krankheitsverlauf vorteilhaft beeinflussen.

Bei einer stützenden Pflegekonzeption wie z.B. durch Gedächtnistraining für Demente kann sich eine präventive Wirkung auch für psychisch ältere Gesunde als positiv herausstellen.

 Nachteilig wirkt sich die integrative Form aus, wenn die nichtdementen Bewohner nicht in der ihnen zugedachte Rolle als „Co-Therapeuten" fungieren. Der Umgang zwischen den unterschiedlichen Gruppen zeichnet sich durch ein hohes Konfliktpotential aus, da das Verständnis und die Toleranz der Nicht-Verwirrten für die Verwirrten oftmals nicht ausreicht.

Die Dementen erfahren häufig Ausgrenzung, Beschimpfungen und Unverständnis. Diese Desintegration wirkt sich negativ auf die Verwirrtheit und auf das Wohlbefinden der Demenzerkrankten aus. Im Verlauf einer Demenzerkrankung können sich eine Vielzahl von Verhaltensstörungen zeigen, die eine Integrationsfähigkeit vermindern.

Als Nachteil kann sich auch herausstellen, dass die Dementen in zwei verschiedenen Welten leben, wenn sie zum einen über eine bestimmte Zeitpanne in einer speziellen Dementengruppe betreut werden und zum anderen dann wieder in ihren Wohnbereich mit den geistig unbeeinträchtigen Bewohnern zurück müssen. Dieser Wechsel zwischen den unterschiedlichen Umfeldern bringt zusätzliche Unruhe für die dementen Bewohnerinnen und Bewohner, der eine ernstzunehmende Belastung darstellen kann.

Die nichtdementen Bewohnerinnen/Bewohner sehen sich von lauter „Verrückten umgeben" und haben Angst auch so zu werden.

Sowohl der Demenzkranke als auch der somatisch Pflegebedürftige hat ein Schutzbedürfnis, das ernst genommen werden muss.

Beim Pflegepersonal kommt es bei dieser Betreuungsform zu Überlastungssituationen sowie Ziel- und/oder Prioritätenkonflikten, da es kaum funktionieren kann, die individuellen Bedürfnisse der Dementen und der Nichtdementen gleichermaßen zu berücksichtigen.

Das Leben, Wohnen und Arbeiten in einer Pflegeeinrichtung sollte nicht zu einem Test der Belastungsfähigkeit aller Beteiligten werden.

3.2 Der segregative Ansatz

Das Wort segregativ kommt aus dem Lateinischen und bedeutet trennen. Die segregative Pflegewohngruppe wird in der Literatur auch Domus-Prinzip genannt.

Die Betreuungsform nach dem segregativen Ansatz bedeutet, dass die Dementen rund-um-die-Uhr nach festgelegten Prinzipien zusammen in einem Wohnbereich betreut werden. Ziel des segregativen Wohnmodells ist die Aktivierung und Erhaltung der gesunden Persönlichkeitsanteile der psychisch kranken Menschen unter Gleichgesinnten. Der Kontakt zu geistig gesunden Mitbewohnern wird vermieden, dadurch bleibt die zusätzliche Konfrontation des psychisch Alterskranken mit seinen eigenen Defiziten aus (Höwler 2000). In der Wohngruppe kann ein therapeutisches Milieu hergestellt werden, welches von Gelassenheit, Harmonie und des Zulassens von Chaos geprägt ist. Den dementen Bewohnern soll eine ihrer Erkrankung angemessene Betreuung und Pflege zukommen. Der Stress für die Bewohner in der besonderen stationären Betreuung und damit ggf. Verhaltensauffälligkeiten und der Psychopharmakabedarf soll minimiert werden, wodurch auch die Belastungen der

Mitbewohner und des Pflegepersonals reduziert werden, so dass sich die Lebensqualität in der stationären Einrichtung verbessert.

Ausschlaggebend für eine gute Versorgung von Demenzkranken ist die Bereuung in kleinen Wohneinheiten von maximal 12 Bewohnern/Bewohnerinnen in einer geschützten und überschaubaren Umgebung, die einen gemeinsamen zentralen Ort wie das Wohnzimmer oder eine Wohnküche haben. Die Überschaubarkeit der Gruppe, die von Vertrauen und Nähen geprägt sein sollte, wirkt sich stabilisierend und angstreduzierend auf die Bewohnerinnen und Bewohner aus. Für die Gruppe besteht ein beständiges Lebensumfeld mit Bezugspersonen und Bezugspflege, wobei das Wohnen und nicht die Pflege eine zentrale Rolle spielt .Alle Aktivitäten im Versorgungs- ,Betreuungs- und Pflegebereich orientieren sich an der spezifischen Lebenswelt und an der individuellen Biografie sowie an der aktuellen Situation jedes einzelnen Bewohners. Diese familienähnliche Wohnform bietet im Gegensatz zu einem traditionellen Pflegeheim den Bewohnerinnen und Bewohner ein hohes Maß an Wohn- und Lebensqualität und räumt den Demenzkranken eine möglichst große Selbstständigkeit ein.

Ähnlich wie in einem normalen Privathaushalt gehört die Mitarbeit der demenzkranken Bewohner, soweit diese das wollen und können, bei allen anfallenden Verrichtungen des Alltags wie die gemeinsame Zubereitung des Essens , Tisch decken, Geschirr spülen, Wäscheversorgung, Blumenpflege, Wäsche zusammenlegen usw. dazu. Hierbei soll die innere Unruhe der Betroffenen, die ein Hauptproblem in der Betreuung von Demenzkranken darstellt, gelenkt und abgebaut werden. Die alltäglichen hauswirtschaftlichen Tätigkeiten und die Freizeitaktivitäten stehen im Vordergrund, während den pflegerischen Tätigkeiten nur eine ergänzenden Rolle zu kommt. Eine Hauswirtschafterin ist fest in das Team integriert und achtet mit darauf, dass den Bewohnerinnen und Bewohnern eine ausgewogene Ernährung zukommt, denn den dementiell Erkrankten droht durch ihre Unruhe und ihr ständiges getrieben sein die Gefahr der Mangel –und Unterernährung.

Die Organisation des Alltags verläuft nach gleichmäßigen und immer wiederkehrenden Tagesabläufen, wobei die Tagesabläufe im Einzelfall der Tagesform des Bewohners/der Bewohnerin angepasst werden. Durch eine ausführliche Biographiearbeit, die eine wichtige Voraussetzung für eine effektive Arbeit mit Demenzerkrankten ist, kann an frühere Gewohnheiten und Neigungen angeknüpft werden.

Der Ablauf des Alltages orientiert sich an den individuellen Bedürfnissen der Bewohnerinnen und Bewohner, d.h. Selbstbestimmung und Selbstständigkeit werden, soweit es das Krankheitsstadium noch zulässt unterstützt und gefördert. Die gemeinschaftliche Nahrungsaufname ist zwar angestrebt, doch die Essenszeiten sind generell gleitend. Dem individuellem Rhythmus der Bewohnerin/des Bewohners wird Rechnung getragen, und es müssen nicht, wir vielerorts noch üblich, alle um 8:00 gewaschen und ordentlich angezogen im Speisesaal erscheinen.

Das Milieu in der Wohngruppe soll die demenziell erkrankten Bewohner anregen miteinander in Kontakt zu treten. Soziale Beziehungen und der Erhalt weitestgehender Selbstständigkeit werden gefördert. Trotz abnehmender Anpassungs- und Orientierungsfähigkeit soll den erkrankten Menschen ein stressfreies Leben in Geborgenheit ermöglicht werden, bei dem ihre vorhandenen Restkompetenzen optimal genutzt und unterstützt werden.

Um den speziellen Bedürfnissen von Demenzkranken nachkommen zu können, ist qualifiziertes Personal, was eine wertschätzende Haltung gegenüber dem Klientel hat und sich Zeit für den Einzelnen nimmt, von großer Bedeutung. Die zeitintensive Arbeit mit Dementen, die stark verlangsamt sind und unter Umständen jeden Tag wieder alles neu lernen müssen, wirkt sich unter Zeitdruck und mit hektischen Pflegenden kontraproduktiv auf das Erscheinungsbild der Erkrankung aus. Daraus ergibt sich ein erhöhter Personalschlüssel für die Arbeit mit gerontopsychiatrschen Bewohnerinnen und Bewohnern ohne den eine effektive Arbeit in der segregativen Wohngruppe nicht möglich währe.

Zudem spielt eine dementengerechte Gestaltung des Wohnbereichs sowie eine gut funktionierende und bewohnerorientierte Zusammenarbeit mit den Hausärzten bzw. mit den Fachärzten für Psychiatrie/Gerontopsychiatrie eine wichtige Rolle für das Wohl des/der Erkrankten.

Konzeptionell bedarf das Prinzip der Segregation außerdem der Ergänzung wie dem Normalitätsprinzip, der Milieutherapie, der Musiktherapie, der basalen Simulation sowie der integrativen Validation, deren Darstellung den Rahmen dieser Hausarbeit jedoch sprengen würden.

3.2.1 Vor- und Nachteile des segregativen Prinzips

Das Leben in einer segregativen Wohngruppe hat einen sehr positiven Einfluss auf dementiell erkrankte Bewohner. Physische und psychische Angriffe von geistig nicht beeinträchtigten Mitbewohnern fallen weg. Die subjektive Zufriedenheit der von Demenz betroffenen Bewohnerinnen und Bewohnern steigt.

In dem Hamburger Modellprojekt in Polle, konnte laut Dürrmann beobachtet werden, dass die Bewohner/Innen sich stimmungsaufgehellter und ausgeglichener zeigten. Verhaltensauffälligkeiten, Schwierigkeiten mit dem Schlaf-Wachrhythmus und der Nahrungsaufnahme konnten gemindert werden. Der Einsatz von Psychopharmaka konnte deutlich reduziert und teilweise vollständig abgebaut werden. Zudem wird dem vermehrtem Sicherheitsbedürfnis der Demenzerkrankten Rechnung getragen.

Eine bedürfnisorientierte Tagesstrukturierung und die Gestaltung eines dementengerechten Milieus ist möglich und Betreuungskonzepte können zielgerichtet umgesetzt werden.

Auch das Pflegepersonal profitiert von der Arbeit in einem Wohnmodell mit segregativen Ansatz . Das Schlichten von Konflikten zwischen Dementen und verärgerten Nichtdementen oder deren Angehörigen entfällt.

Bei einer erfolgreichen Angehörigenarbeit muss sich das Personal nicht mehr für nicht ganz korrekt angezogene Bewohnerinnen und Bewohner rechtfertigen, den die Selbstbestimmung und die emotionale Zufriedenheit der Erkrankten ist vorrangig.

Die Entscheidung mit dementen Bewohnern zu arbeiten kann beim segregativen Wohnmodell bewusst und freiwillig gefällt werden, und im Umgang mit den Demenzkranken kommt es zu einer größeren Verhaltenssicherheit was sich positiv auf das Klientel auswirkt und insgesamt zu einer besseren Arbeitszufriedenheit beiträgt (Dürrmann 2001).

Ein Nachteil dieses Wohnmodells ist laut Höwler, dass die Betroffenen in eine stationäre Ausgrenzung geführt werden und somit eine „Ghettosierung" stattfindet.

Insbesondere für Erkrankte im Stadium der leichten Demenz könnte sich ein Umzug in eine segregative Wohngruppe angstauslösend und negativ auswirken, wenn die leicht Dementen mit vorrangig schwer- und schwerst Dementen konfrontiert sind. Aus diesem Grund erscheint mir die segregativer Wohnform ausschließlich für Bewohnerinnen und Bewohnern bei denen die Erkrankung schon weiter fortgeschritten ist für sinnvoll, wobei auch bettlägrige Bewohner wohl eher weniger von den Angeboten profitieren dürften.

Für das Personal ist die Arbeit mit ausschließlich an Demenz erkrankten Bewohnerinnen und Bewohnern eine hohe psychische Belastung, die nur mit gerontopsychiatrischem Fachwissen bewältigt werden kann. Die Umwandlung von einer integrativen Wohnform in eine segregative Wohnform bringt generell erst mal viel Arbeit und Unruhe mit sich. Organisatorische Veränderungen sind teilweise schwierig zu bewältigen, da die Mitarbeit und das Umdenken aller beteiligten Bereiche gefordert ist. So ist beispielsweise für die Einrichtung und Bewirtschaftung einer Wohnküche die Einbindung des Küchen- und Hauswirtschaftspersonal von wichtiger Bedeutung.

4. Fazit

Eine bedürfnisorientierte Versorgung von Bewohnerinnen und Bewohnern mit einer Demenz stellt eine große Herausforderung dar, die nur mit einer guten Teamarbeit aller Beteiligten zu erfolgreichen Handlungen und Lösungen führen kann.

Eine stationäre Pflegeeinrichtung in der die Demenzerkrankten zusammen mit den körperlich pflegebedürftigen nur mitversorgt werden ohne eine besondere Konzeption steht einer Verbesserung der Betreuung dementiell Erkrankter im Weg.

Ob die Betreuung nach dem integrativen- oder nach dem segregativen Konzept sinnvoller ist, ist meiner Ansicht nach in jedem Einzelfall neu zu überprüfen. Jeder Demente ist als Individuum mit seinen unterschiedlichen Bedürfnissen zu sehen, d.h. es gibt kein Einheitskonzept für die Betreuung von Dementen. Vielmehr sollten differenzierte und bedürfnisorientierte Konzepte realisiert werden, wobei die Grenzen zwischen der segregativen und der integrativen Betreuungsform fließend gestaltet werden sollten. Tendenziell erscheint mir die integrative Wohnform für leicht demente Erkrankte ohne Verhaltensauffälligkeiten und die segregative Wohnform für mittlere bis schwer dementiell Erkrankte mit Verhaltensauffälligkeiten geeignet.

Meines Erachtens lässt sich für meinen Wohnbereich zum aktuellen Zeitpunkt aufgrund der Größe und der baulichen Gegebenheiten nur das integrative Wohnmodell, realisieren. Für das segregative Modell müssten umfangreiche bauliche Maßnahmen durchgeführt werden, wofür aufgrund der Haushaltssperre die finanziellen Mittel nicht vorhanden sind. Auch eine geplante gerontopsychiatrische

Weiterbildung für das Pflegepersonal, die wichtigste Vorraussetzung für einen dementengerechten Umgang mit den dementen Bewohnerinnen und Bewohnern, konnte aufgrund der finanziellen Situation nicht realisiert werden

Perspektivisch halte ich die Zusammenlegung von Demenzkranken auf spezielle Wohnbereiche und deren besondere Betreuung zum Wohl aller Bewohnerinnen und Bewohner für unausweichlich. Es gilt, ein proffesionelleres arbeiten mit dementen Menschen voranzutreiben und zielgerichtet umzusetzen - je eher desto besser.

- 15 -

Literaturverzeichnis

Deutsche Alzheimer Gesellschaft: Stationäre Versorgung von Alzheimer Patienten. Leitfaden für den Umgang mit demenzkranken Menschen. Berlin: Meta Data, 2003

Dürrmann, Peter: Besondere stationäre Dementenbetreuung. Hannover: Vinzentz Verlag, 2001

Höwler, Elisabeth: Gerontopsychiatrische Pflege. Lehr- und Arbeitsbuch für die Altenpflege. Hagen: Brigitte Kunz Verlag, 2000

Nakielski, Hans:Hausgemeinschaften für ältere Menschen mit Pflegebedarf. Zeitschrift Pro Alter: Kuratorium Deutsche Altershilfe, 4/2001

BMFSFJ: Pressemitteilung: Integration und Selbstbestimmung für Demenzkranke. www.bmfsfj.de (05.02.2004)

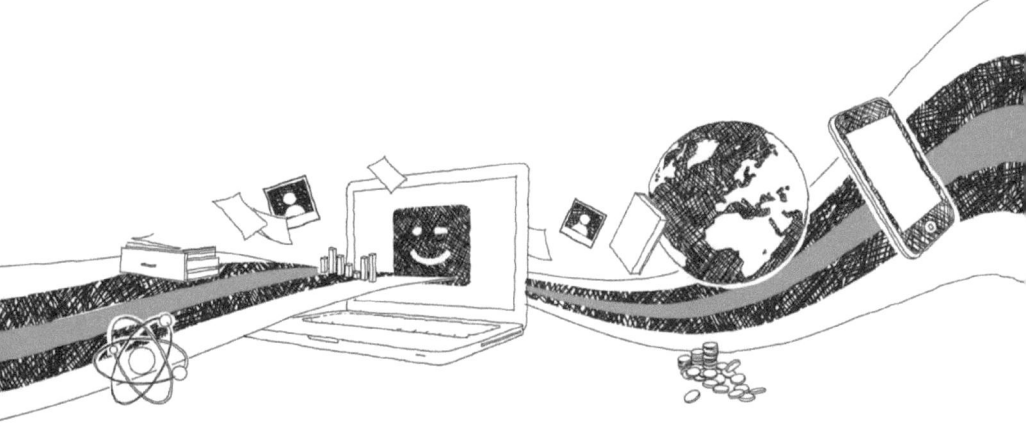
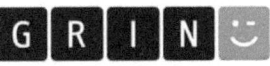